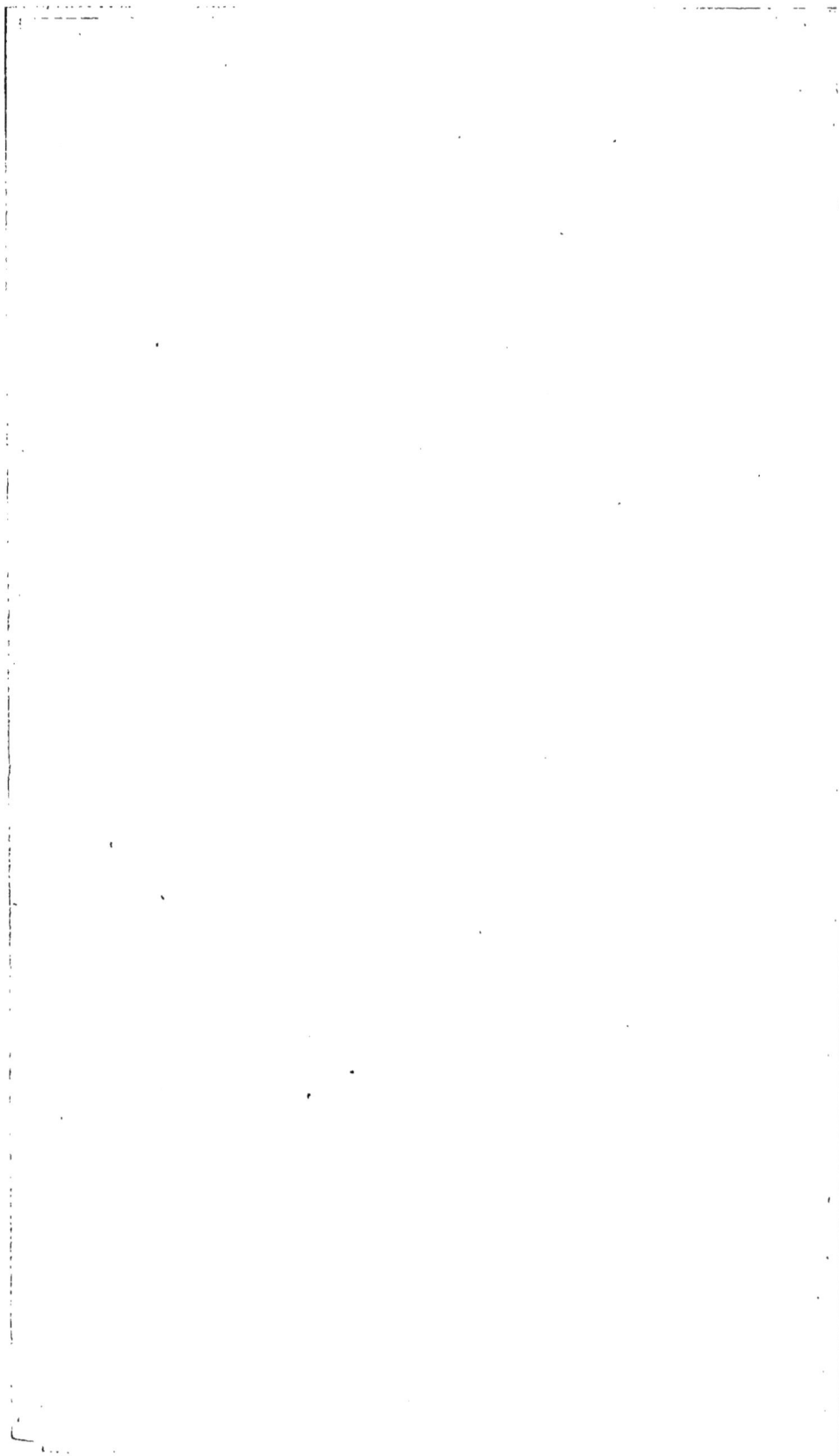

MÉMOIRE

SUR

L'EMPOISONNEMENT

PAR LES

ALLUMETTES CHIMIQUES AU PHOSPHORE BLANC;

NÉCESSITÉ

D'EN INTERDIRE L'USAGE ET DE LES REMPLACER PAR LES ALLUMETTES CHIMIQUES AU PHOSPHORE ROUGE OU AMORPHE.

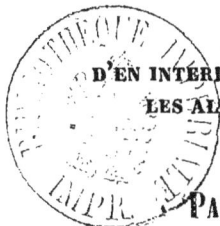

PAR LE DOCTEUR A. HECQUET,

Ex-Professeur particulier de Toxicologie et de matière médicale, Médecin des Enfants trouvés, Lauréat de l'Académie impériale de Médecine de Paris, Lauréat de la Société Médicale d'Amiens, Membre du Conseil d'hygiène et de salubrité du département de la Somme, Inspecteur des Pharmacies, Membre correspoudant de plusieurs Sociétés savantes françaises et étrangères.

Extrait des *Mémoires* de la Société impériale d'Émulation d'Abbeville

ABBEVILLE

TYPOGRAPHIE DE P. BRIEZ

1861

MÉMOIRE

L'EMPOISONNEMENT

PAR LES

ALLUMETTES CHIMIQUES AU PHOSPHORE BLANC;

NÉCESSITÉ

D'EN INTERDIRE L'USAGE ET DE LES REMPLACER PAR LES ALLUMETTES CHIMIQUES AU PHOSPHORE ROUGE OU AMORPHE.

« M. le Président pourrait rendre un grand service
« à la société, en demandant à M. le Ministre que la
« préparation des allumettes avec le phosphore ordi-
« naire fût défendue en France, et qu'on ne tolérât
« l'usage et la vente que des allumettes préparées avec
« le phosphore rouge (phosphore amorphe) qui ne
« peut déterminer l'empoisonnement. »
*(Paroles prononcées par l'Expert à la cour
d'assises de la Dordogne, dans l'affaire Piquet,
le 7 juillet 1858).*

On trouve dans le commerce deux espèces d'allumettes chimiques phosphorées. Les unes sont préparées avec des allumettes soufrées ordinaires rendues inflammables par l'application d'une pâte qui renferme un mélange de phosphore *blanc,* de chlorate de potasse, de sable fin et d'une matière colorante rouge (vermillon) ou bleue (bleu de Prusse).

Les autres sont également préparées avec des allumettes soufrées recouvertes d'un mucilage de gomme très-épais, dans lequel on a délayé du chlorate de potasse et une matière colorante rouge ou bleue. Le phosphore, dans la préparation de ces allumettes chimiques, n'est pas mélangé avec le chlorate de potasse, mais il est isolé et fixé sur une carte spéciale au moyen d'un mucilage de gomme ; de plus, on a remplacé le phosphore blanc par le phosphore rouge. Ce procédé, dû à un Suédois nommé Lundstrom, a été vendu aux frères Coignet, de Lyon, qui ont aujourd'hui le privilége exclusif de cette fabrication. Grâce à ce procédé, les incendies sont moins à redouter, puisqu'on a isolé l'un de l'autre l'agent d'oxydation (le chlorate de potasse) et le corps destiné à enflammer l'allumette (le phosphore). On conçoit que des allumettes ainsi préparées, nécessitant un frottement sur le carton garni de phosphore, doivent diminuer le nombre des sinistres. Mais ce qui recommande surtout l'usage de ces allumettes, c'est que le phosphore rouge ou amorphe *n'est pas vénéneux* comme le phosphore blanc qui entre dans la composition des allumettes chimiques dites *allemandes*.

Le phosphore blanc est toxique à faible dose. Il peut produire la mort lorsqu'il est pris à l'intérieur depuis 5 jusqu'à 20 centigrammes, soit qu'il ait été dissous dans un véhicule quelconque, soit qu'il ait été introduit dans l'estomac à l'état solide. Dans ce dernier cas, il paraît agir comme corrosif et localement en déterminant l'inflammation de la muqueuse gastro-intestinale. Son action est beaucoup plus vive lorsqu'il a été transformé en acide phosphorique (1).

Martin Solon nous parle, dans son *Dictionn. de médecine et de chirurgie,* d'un homme qui succomba après avoir pris 4 grammes d'huile phosphorée contenue dans une potion, ce qui représentait 12 centigrammes de phosphore. Dans ce cas, la potion ayant été exposée quelque

---

(1) Voyez Orfila, *Toxicologie,* t. I, p. 83 ; Devergie, *Médecine légale,* 3ᵉ édit., t. III, p. 166 ; Julia Fontenelle, *Revue médicale,* t. III, 1829, p. 429.

temps à l'action des rayons solaires, on a constaté qu'elle laissait dégager des vapeurs blanches d'acide hypophosphorique.

Nous trouvons dans Orfila (1) que le 27 avril 1824, le nommé Ed. P** succomba après avoir avalé 2 grains 1/2 de phosphore, 0,13 de phosphore fondu dans l'eau.

Il nous serait facile de multiplier les citations, mais les faits que nous venons de rapporter suffisent pour prouver combien ce poison est actif.

Avant d'aller plus loin, nous allons rappeler en quelques mots les propriétés du phosphore et insister particulièrement sur les propriétés du phosphore blanc comparées aux propriétés du phosphore rouge. Découvert en 1669 par Brandt, sa préparation resta secrète jusqu'en 1737, époque à laquelle Hélot la rendit publique. Mais ce fut seulement en 1773 que Gahn, l'ayant découvert dans les os, indiqua, pour s'en procurer des quantités assez considérables, un procédé qu'on suit encore aujourd'hui après lui avoir fait subir quelques modifications.

Les noms de phosphore, de *Lucifer,* de *porte-lumière,* lui ont été donnés parce qu'il est lumineux dans l'obscurité. Ce phénomène tout-à-fait caractéristique dépend de sa combinaison avec l'oxygène de l'air; c'est une combustion lente.

Il est insoluble dans l'eau, un peu soluble dans l'alcool, plus soluble dans l'éther, les huiles grasses et volatiles. On le conserve dans de l'eau bouillie, et les flacons qui le contiennent doivent être placés dans l'obscurité ou être faits de verre violet foncé; alors il finit encore par se couvrir à la longue d'une couche d'un blanc mat qui

(1) Orfila (loc. cit.).

est l'hydrate de phosphore, mais il conserve sa transparence à l'intérieur. Quoique le phosphore soit insoluble dans l'eau, il donne cependant à ce liquide, lorsqu'on l'y laisse séjourner longtemps, des propriétés toxiques. L'eau présente alors une réaction acide, l'odeur alliacée et de la phosphorescence à l'obscurité. Évaporée à siccité, l'eau phosporée laisse un résidu acide qui noircit par le nitrate d'argent, ce qui indiquerait que dans ce cas le phosphore a subi la transformation acide par suite de la décomposition d'une petite portion d'eau.

Le phosphore est insipide, répand des vapeurs blanches et une odeur alliacée au contact de l'air. Il est solide, transparent et incolore, ou transparent et jaunâtre, ou bien demi-transparent. Il est mou, ductile comme la cire, facilement rayé par l'ongle ; sa pesanteur spécifique est de $+1,77$; il fond à $+43°$.

Cette opération doit être faite sous l'eau, car sans cette précaution indispensable, il s'enflammerait dans l'air bien avant d'être arrivé à son point de fusion. Si, chauffé à $+70$, on le refroidit brusquement, il devient noir, corné si le refroidissement est modéré, transparent au contraire quand il est lent. Ces différentes modifications dépendent d'une aggrégation particulière de ses molécules. Chauffé à 290, il bout et distille. Si l'on soumet le phosphore blanc pendant huit à douze jours en vase clos à une température de 168 à 172 degrés suivant les uns, à 230 degrés suivant les autres, on obtient le phosphore rouge ou *amorphe*. Ce corps, dont la découverte est due à Schrotter, n'est pas une nouvelle combinaison de phosphore avec un autre corps, c'est encore une simple transformation de ses propriétés physiques, c'est une modification allotropique dépendant d'un arrangement moléculaire qui modifie toutefois profondément le phosphore de manière à changer ses propriétés physiques.

Ainsi le phosphore rouge amorphe est rouge-brun, dur au point de rayer facilement le spath d'Islande, il ne fond pas à + 250 degrés ; au-delà de cette température, il redevient phosphore blanc. Sa densité est plus forte que celle du phosphore ordinaire ; elle est de 2,10 environ. Il est insoluble dans les dissolvants ordinaires du phosphore, même dans le sulfure de carbone ; il *ne brûle pas à l'air, si ce n'est à 260 degrés,* quand il repasse à l'état de phosphore blanc ; il paraît ne pouvoir s'enflammer à l'air par frottement qu'en présence du chlorate de potasse (1) ; enfin il n'est point *vénéneux*.

Connaissant les propriétés physiques du phosphore blanc et du phosphore rouge, il est facile de comprendre théoriquement pourquoi le phosphore amorphe n'est pas vénéneux. En effet, si, comme l'indique Orfila, l'intoxication par le phosphore est due principalement à l'inflammation du tube intestinal développée par les acides phosphatique ou phosphorique résultant de l'oxydation de ce corps, le phosphore amorphe ne pouvant s'enflammer à l'air libre et à la température du corps qu'en présence du chlorate de potasse, l'isolement de ces deux substances met à l'abri de tout danger de sa transformation à l'état d'acide dans le cas où il serait ingéré.

Les travaux de MM. Bussy, Chevalier, Reynal, Le-

---

(1) Voyez, pour la préparation et la fabrication industrielle du phosphore rouge, le *Traité pratique d'hygiène administrative* de Maxime Vernois, t. II, p. 289.

comte, Orfila et Rigaut ont également établi d'une manière incontestable que le phosphore rouge n'exerce pas d'action toxique sur les animaux.

La vente de l'arsenic étant assujétie à des règlements particuliers (1), on ne comprend pas comment l'autorité a pu faire une exception en faveur du phosphore. La vente libre et sans contrôle d'un poison aussi actif que le phosphore blanc renfermé dans la pâte phosphorée des allumettes chimiques allemandes devait de toute nécessité multiplier les intoxications criminelles et accidentelles. Aussi depuis l'introduction de cette nouvelle substance dans l'industrie, les médecins sont-ils plus souvent appelés à combattre les empoisonnements par le phosphore que par l'arsenic. Il suffit de jeter les yeux sur le relevé des empoisonnements (2) qui ont eu lieu par le phosphore blanc ou la pâte phosphorée des allumettes chimiques de 1824 à janvier 1858 pour s'en convaincre. D'après ce résumé, nous trouvons les chiffres suivants

(1) Art. 8. L'arsenic et ses composés ne pourront être vendus pour d'autres usages que la médecine, que combinés avec d'autres substances. Les formules de ces préparations seront arrêtées sous l'approbation de notre Ministre secrétaire d'État de l'agriculture et du commerce, savoir : pour le traitement des animaux domestiques par le conseil des professeurs de l'école vétérinaire d'Alfort, pour la destruction des animaux nuisibles et pour la conservation des peaux et objets destinés à l'histoire naturelle par l'École de pharmacie.

Art. 9. Les préparations mentionnées dans l'article précédent ne pourront être vendues ou livrées que par des pharmaciens et seulement à des personnes connues et domiciliées. Les quantités livrées, ainsi que le nom et le domicile des acheteurs, seront inscrits sur un registre spécial.

(2) Chevalier, *Journal de chimie médicale*, 1859.

pour représenter les suicides, accidents, crimes causés
par des produits phosphorés ; savoir :

Suicides...................... 25, dont 18 avec
des allumettes chimiques.

Empoisonnements criminels...... 40, dont 21 avec
des allumettes chimiques.

Empoisonnements accidentels..... 21, dont 12 avec
des allumettes chimiques.

Accidents...................... 2

Totaux.................. 88   51

Outre ces chiffres, nous avons encore huit cas dans
lesquels des animaux sont morts empoisonnés par des
préparations phosphorées.

« Nous ferons remarquer, ajoute M. Chevalier, que
« les empoisonnements et suicides causés par les allu-
« mettes chimiques et la pâte phosphorée croissent avec
« les années. Ainsi, rares de 1824 à 1850, ils deviennent
« plus nombreux surtout pendant les années 1855, 1856,
« 1857, et si on fait le relevé des intoxication causées
« par l'arsenic, nous voyons qu'elles sont en raison in-
« verse de celles provenant des produits phosphorés ;
« en effet, nombreuses de 1824 à 1850, elles vont tou-
« jours en décroissant jusqu'en 1858. »

Nous ne terminerons pas cette énumération sans éta-
blir ici que si la préparation des allumettes chimiques
offre un très-grand danger sous le rapport de la vie de
l'homme, elle en présente un très-grave au point de vue
de la destruction de la propriété. En effet, nous sommes
convaincu que si l'on établissait une statistique générale
des causes d'incendie, on verrait que depuis quelques
années un quart au moins, si ce n'est le tiers de ces
malheurs sont déterminés par les allumettes chimiques,

soit qu'on les ait conservé avec négligence, soit que des
circonstances particulières et accidentelles aient deter-
miné leur inflammation.

Ce n'est pas tout : le phosphore blanc contenu dans
les allumettes chimiques peut encore occasionner des
accidents chez les ouvriers lorsqu'il est volatilisé pendant la fabrication. On connaît depuis longtemps les
belles recherches de deux savants allemands, MM. Bibra
et Geist. On sait, en effet, que les ouvriers exposés aux
vapeurs du phosphore contractent des nécroses des os
maxillaires, surtout lorsqu'ils ont des dents gâtées. Des
preuves expérimentales des nécroses identiques pro-
duites artificiellement sur des animaux, n'ont laissé
aucun doute sur la production de cause à effet entre
l'absorption des vapeurs phosporées et la lésion des os.
Nous pourrions citer ici un grand nombre d'exemples
de ces affections locales qui ont été le sujet de travaux
intéressants de MM. Heyfelder, Roussel, Strohl, Bois de
Loury, Bricheteau, Chevalier père, Sedillot, Maison-
neuve, Trélat. Ces savants ont successivement constaté
que les effets de cette maladie sont d'autant plus ter-
ribles qu'elle est extrêmement difficile à guérir; ainsi,
d'après ces travaux, nous voyons que sur soixante
sujets atteints, plus de la moitié ont succombé; et certes
ce nombre n'est pas exagéré, car à Paris et même en
province, il y a une foule d'ouvriers qui fabriquent des
allumettes chimiques dans la même pièce où couche,
mange, vit en un mot la famille. Que d'accidents, que
de malaises, que d'intoxications inconnues doivent ré-
sulter de cet état de choses, qui disparaîtraient par
l'emploi du phosphore rouge!

Bien plus, les ouvriers longtemps exposés, dans de

petits ateliers mal aérés, à la volatilisation du phosphore, peuvent présenter une série de troubles nerveux occasionnés par un véritable empoisonnement lent et progressif qui se fait alors par la muqueuse des voies respiratoires.

Ces faits étant encore peu connus, nous avons pensé qu'on ne lirait pas sans intérêt l'observation suivante que nous empruntons à Magnus Huss (1) :

Empoisonnement lent par le phosphore blanc, observé chez un homme ayant travaillé pendant trois ans à la fabrication d'allumettes chimiques dites ALLEMANDES.

Un homme âgé de trente-neuf ans, vivant d'une manière régulière, travaillait depuis trois ans à la confection des allumettes chimiques phosphorées : il demeurait dans la chambre dans laquelle il travaillait et conservait dans le même appartement le phosphore et les objets fabriqués. Il n'avait d'abord ressenti aucun inconvénient de ces circonstances quand, il y a un an, une grande quantité de phosphore et d'allumettes phosphorées s'enflammèrent ; il en résulta une explosion si violente que les vitres de l'appartement volèrent en éclats. En cherchant à éteindre l'incendie, il respira beaucoup de vapeurs phosphorées, si bien qu'il ressentit un étouffement marqué. Peu à peu, après cet accident, il ressentit une faiblesse dans le dos, si bien qu'il lui semblait toujours qu'il allait s'affaisser sur lui-même ; il éprouva ensuite de la diminution de force dans les bras et dans les jambes, à un tel degré que la marche devint dificile,

(1) Extrait de Magnus Huss. *Alcoholismus chronicus*, traduction allemande de Van. den Busch, p. 248 ; Stockholm, 1852.

chaque effort provoquait un tremblement ; enfin il s'a-
perçut de fourmillements sous la peau. Au début, il
éprouva de fréquents désirs de relations sexuelles qui
diminuèrent plus tard, si bien que dans les six derniers
mois il n'eut plus aucune érection. Du reste, sa santé
était bonne, l'appétit normal, ainsi que les évacuations
alvines et les fonctions respiratoires ; rien ne permettait
de soupçonner une affection au cerveau. A son entrée
au lazaret, on constata les symptômes suivants : les deux
jambes sont tellement faibles que le malade ne peut faire
que quelques pas en tremblant ; dans la station, il survient du tremblement et des oscillations des genoux
en dedans. Les bras et les mains tremblent également
dès que le malade cherche à faire un effort. Dans l'état
de repos, on observe au-dessous de la peau des soubresauts des muscles, surtout aux extrémités. Ces soubresauts se produisent à des époques différentes dans
les régions musculaires. On provoque les soubresauts
chaque fois que l'on touche une partie du corps. Sensation continue de fourmillement sous la peau du bras
gauche. Le rachis n'est pas le siége de douleurs spon-
tanées ou provoquées par la pression ; les muscles du
rachis sont tellement affaiblis que le malade ne peut
pas s'asseoir seul ou conserver la position assise quand
il a été placé sur son séant. Les fonctions de l'intelligence et des organes des sens sont intactes. L'articu-
lation des mots est hésitante, caractère qu'elle n'offrait
pas auparavant. Rien de morbide au cœur, aux poumons
et aux organes de la digestion. L'urine est claire, acide
et sans odeur.

Le malade vécut trois à quatre ans, conservant l'inté-
grité de son intelligence, mais présentant un accroisse-

ment graduel des accidents de paralysie contre lesquels tous les moyens médicaux employés n'eurent aucune action.

On voit, d'après le fait que nous venons de rapporter, que les personnes qui restent longtemps exposées aux émanations du phosphore peuvent ressentir un affaiblissement musculaire graduel accompagné de tremblement et terminer malheureusement leur vie avec une paralysie des membres. Il résulte également de cette observation que le phosphore absorbé par les voies respiratoires agit aussi d'une manière fâcheuse sur les organes de la génération.

Faisons remarquer, en passant, qu'il existe un point étiologique bien digne d'être étudié et éclairci. Il serait très-curieux et très-intéressant de rechercher si l'air ozoné qui doit se développer dans les fabriques d'allumettes chimiques, où toutes les manipulations se font à l'air libre, ne contribuerait pas à produire des accidents. On sait, en effet, que le phosphore en contact avec l'oxygène dans l'air humide sous la pression ordinaire peut donner naissance à l'ozone (1), corps dont l'action sur l'économie animale est loin d'être connue.

(1) L'ozone, suivant Berzelius, ne doit pas être considéré comme un corps particulier élémentaire ou comme une combinaison inconnue de deux corps, puisqu'en électrisant de l'oxygène qui se dégage lentement du chlorate de potasse préalablement fondu, et par conséquent anhydre, on obtient un gaz présentant la réaction de l'ozone, c'est-à-dire décomposant à froid l'iodure de potassium. Cependant il restait encore des doutes dans l'esprit de tous les chimistes; ils n'admettaient qu'avec hésitation cette modification allotropique de l'oxygène résultant de l'action de l'électricité, et donnant à ce corps de nouvelles propriétés per-

Avant de nous occuper des accidents toxiques développés par l'ingestion de la pâte phosphorée, nous allons rapporter ici un cas d'empoisonnement par les allumettes chimiques que nous avons observé à Abbeville en 1858.

OBSERVATION.

Empoisonnement par la pâte phosphorée qui entre dans la composition des allumettes chimiques au phosphore blanc. — Vomissements et selles quatre heures après l'ingestion du poison. — Céphalalgie. — Tremblements, fourmillements, douleurs dans les membres. — Faiblesse musculaire. — Somnolence. — Dilatation considérable des pupilles. — Cyanose. — Anéantissement complet des forces -- Paralysie de la sensibilité. — Coma. — Mort cinquante-quatre heures après l'ingestion du poison.

Le 8 décembre 1858, la femme Lecus, journalière, agée de soixante-quatre ans, domiciliée à Menchecourt-lès-Abbeville, rue de Bas, n° 20, déjeûne à huit heures et demie avec une soupe au lait qu'elle avait versée par inadvertance dans un vase où se trouvait un paquet d'allumettes chimiques. La pâte phosphorée, détrempée par le lait bouillant, se ramollit, se détache en partie et communique à la soupe un goût désagréable qui décèle immédiatement la présence des allumettes. La femme Lecus, ignorant l'action toxique de la pâte phosphorée, se borne à jeter au feu le paquet d'allumettes et continue, malgré les observations de sa nièce, à manger sa

manentes et un pouvoir oxydant beaucoup plus énergique que lorsqu'il a été préparé par les méthodes ordinaires. Les belles expériences de MM. Becquerel et Frémy (1) ont aujourd'hui dissipé tous les doutes.

(1) Recherches électro-chimiques sur les propriétés des corps électrisés, *Annales de chimie et de physique*, 3e série, t. xxxv, p. 62, 1852.

soupe, ne voulant pas, disait-elle, perdre son lait parce qu'il avait un fort goût d'ail.

Trois heures après l'ingestion du poison, cette femme éprouve du malaise, de la céphalalgie, des éructations, des nausées, un sentiment d'angoisse et des tiraillements dans la région épigastrique. Ces tiraillements sont bientôt remplacés par une chaleur vive et brûlante dans l'estomac.

De midi à une heure, la céphalalgie augmente, les vomissements surviennent, et elle ressent un sentiment de faiblesse tellement prononcé dans les jambes qu'elle ne peut rester debout. Se trouvant alors dans l'impossibilité de continuer ses travaux, elle revient à Menchecourt où elle arrive en se traînant avec peine, fatiguée par de fréquents vomissements et tourmentée par une soif ardente qu'elle essaie de calmer en ingérant une grande quantité d'eau froide. Les boissons froides ou tièdes provoquent des vomissements et des selles sans parvenir à étancher la soif et à calmer la douleur. Celle-ci, limitée d'abord à l'estomac, s'étend à l'hypogastre et s'irradie dans les hypochondres; les vomissements sont fréquents et accompagnés d'efforts pénibles. Quant aux matières vomies, elles sont composées au début de matières alimentaires et des boissons ingérées ayant, au dire de la malade, un goût et une odeur alliacés.

Vers le soir, la faiblesse est si prononcée que la malade, n'ayant ni le courage ni la force de se déshabiller, se met au lit avec ses vêtements. Dans la nuit du 8 au 9, les évacuations, toujours fréquentes, se composent d'une bile verdâtre tirant sur le noir. La malade, sans cesse tourmentée par une sensation de brûlure à l'estomac et par une soif ardente, est prise d'un tremblement dans les bras chaque fois qu'elle veut porter un vase à la bouche. Ce tremblement devient bientôt tellement fort qu'on est obligé de la soutenir et de lui donner à boire.

Le 9 au matin, la face est pâle, décomposée ; la malade est dans le décubitus dorsal où elle reste jusqu'à ce que de nouvelles évacuations la fassent sortir de l'état de somnolence et d'adynamie où elle se trouve. La respiration paraît gênée et un peu plus fréquente ; quant au pouls, il est petit et sans fréquence.

Vers le milieu de la journée, il survient des frissons suivis d'un tremblement comme au début d'une fièvre intermittente ; la peau est froide et plombée ; le pouls est petit, difficile à trouver ; la respiration est gênée. Quant à la soif, elle est moins vive. L'intelligence est intacte ; elle répond par monosyllabes à toutes les questions qu'on lui adresse, mais il faut la secouer un peu et lui parler très-haut pour la faire sortir de son assoupissement. Interrogée sur sa douleur, elle répond qu'elle souffre beaucoup moins de l'estomac, mais qu'elle ressent des fourmillements et des douleurs dans les membres, dans le dos et surtout dans les reins.

Les évacuations sont beaucoup plus rares. Quant à la sécrétion urinaire, elle a été très-peu abondante : elle a donné trois quarts de litre à peine en vingt-quatre heures. Ces urines étaient d'un rouge très-foncé, sans odeur particulière.

Dans la nuit du 9 au 10, l'affaiblissement fait des progrès. Il n'y a plus d'évacuations ; les membres sont dans la résolution ; il y a une prostration profonde, un anéantissement complet des forces. On remarque en outre la perte absolue de contractilité de l'iris qui se traduit par la dimension peu ordinaire des pupilles. La peau est froide et cyanosée par place. La malade ne sent pas de douleur quand on pince ou qu'on pique la peau des membres. Il n'en est pas de même lorsqu'on pique la face, le cou et la partie antérieure de la poitrine.

Le 10 au matin, nous constatons l'état suivant : anesthésie complète; la malade respire avec peine; une vive anxiété se peint dans ses traits; à chaque respiration sa poitrine se dilate outre mesure, ainsi que les ailes du nez; les battements du cœur sont faibles, irréguliers, quelquefois vermiculaires et indistincts, généralement fréquents. Toute la surface de la peau était de couleur cendrée; elle offrait çà et là une teinte bleue foncée remarquable surtout aux mains, aux pieds et à la partie antérieure de la poitrine, et des taches livides bleuâtres assez analogues, pour la forme, à des pétéchies. La membrane muqueuse du nez, les lèvres, les gencives, la langue offraient la même altération de couleur. L'haleine était fétide; la périphérie du corps était froide, principalement aux extrémités.

Tous les symptômes ci-dessus s'aggravent rapidement et se terminent par la mort cinquante-deux heures après l'ingestion de la pâte phosphorée.

Cette observation est remarquable par la promptitude des effets toxiques; car nous devons faire remarquer que le sujet sur lequel cet empoisonnement a été observé ne présentait aucun état morbide capable de modifier ou d'influencer l'expression symptômatique de l'empoisonnement par le phosphore. Les signes d'irritation locale ont été très-développés et se sont montrés très-peu de temps après l'ingestion du poison. Les douleurs, les fourmillements dans les membres, la prostration, l'anesthésie, en un mot tous les troubles du système ner-

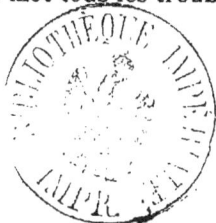

veux figurent encore ici au premier rang comme dans les observations d'empoisonnement par le même agent qui ont déjà été publiées. Toutefois le fait ci-dessus se fait encore remarquer pour la rapidité avec laquelle les accidents adynamiques se sont développés. Nous n'avons point observé, même dans les derniers moments, de délire ni de convulsions; mais cette femme a succombé en nous offrant tous les symptômes de la période *cyanique* ou *asphyxique* du choléra indien, sans aucune apparence de réaction. Toute la peau du corps était glacée ; la chaleur n'y est pas revenue un seul instant, malgré tous les moyens employés pour rappeler la chaleur animale.

Nous allons maintenant entrer dans quelques détails sur les principaux phénomènes présentés par chaque appareil dans l'empoisonnement par la pâte phosphorée, tout en tenant compte des résultats des observations antérieures.

Appareil digestif. — Les malades disent éprouver une saveur et une odeur alliacées; l'haleine exhale cette odeur et quelquefois même des vapeurs blanches qui peuvent paraître phosphorescentes dans l'obscurité. C'est vers l'estomac, plus rarement vers l'œsophage, que les souffrances sont concentrées. Les malades se plaignent au début de tiraillements, de picotements et d'un sentiment d'angoisse dans la région épigastrique. Plus tard, ils éprouvent à l'estomac la sensation d'une brûlure, et la douleur qu'ils ressentent s'exapère par la pression, s'étend souvent dans les hypocondres et devient assez forte pour leur arracher des cris. Tourmentés par une soif ardente, ils réclament avec instance des boissons froides. Celles-ci, loin de calmer leur douleur, provoquent souvent des vomissements et quelquefois la syncope. Il y a des rapports fréquents, des nausées, des vomissements excessivement douloureux, opiniâtres, qui persistent souvent jusqu'à la mort. Les matières des vomissements, incolores ou colorées en jaune, en vert ou en noir, répandent assez souvent l'odeur alliacée et sont phosphorescentes à l'obscurité. Il y a des déjections alvines avec ou sans douleur, et offrant les mêmes variétés que les vomissements sous le rapport de leurs propriétés physiques ou chimiques. Exceptionnellement on observe de la constipation.

APPAREIL CIRCULATOIRE. — Le phosphore ou plutôt l'acide phosphorique absorbé exerce une action bien marquée sur la circulation qui se traduit par la concentration du pouls et l'affaiblissement des contractions du cœur.

Dans l'observation rapportée ci-dessus, la circulation capillaire ne se faisait plus. En appuyant le doigt sur un point de la peau, on déterminait une empreinte blanchâtre, puis la teinte bleue se reproduisait, mais avec lenteur; comme si le sang n'eut repris sa place que pour se remettre en équilibre dans ses vaisseaux.

Les veines, surtout celles de la face dorsale, des mains et des pieds, ainsi que les jugulaires, étaient très-dilatées.

Lœbelstein-Lœbel, Brera, Hufelaud, Zesseler, ont vu des exemples de cet empoisonnement avec taches gangréneuses (1). Notre malade a succombé trop rapidement

(1) Al. Cazenave, *Dict. de médecine* en 30 vol., 2ᵉ édit., t. XXIV, p. 287. Paris, 1841.

pour qu'il nous ait été possible de rencontrer les mêmes
accidents. Les altérations de couleur de la peau se bor-
naient à une teinte bleue presque générale, plus foncée
aux membres supérieurs et inférieurs et que l'on voyait
parsemée çà et là de taches semblables à des pétéchies,
surtout au tronc et à la partie antérieure du thorax.

L'ictère a été indiquée par M. Leudet, de Rouen, au
nombre des symptômes produits par l'empoisonnement
du phosphore. Cet auteur a insisté sur ce symptôme
qui, d'ailleurs, avait déjà été noté par Worbe dans une
observation rapportée par Orfila (1). « Chez nos deux
« malades, dit M. Leudet (2), la couleur ictérique de la
« de la peau fut un des symptômes les plus apparents ;
« chez l'un, la peau commença à se teindre en jaune
« trente-six heures environ après l'ingestion de la pâte
« phosphorée ; chez l'autre, l'ictère se produisit à peu
« près à la même époque de la maladie ; cette ictère
« commença d'abord à être manifeste aux conjonctives
« et dura jusqu'à la mort. L'examen de la région de
« l'hypocondre droit a fait, dans un cas, reconnaître
« une saillie marquée de l'organe ; dans l'autre ce n'é-
« tait qu'une sensibilité prononcée à la pression s'éten-
« dant même à l'épigastre. » L'altération de couleur du
tégument s'est bornée, dans notre observation, à la
teinte cyanique.

Appareil respiratoire. — La dyspnée ne s'observe
ordinairement que longtemps après l'absorption du
phosphore et dans les derniers moments. — Dans l'observation que nous venons de rapporter, la gêne de la

(1) Orfila, *Traité de toxicologie*, loc. cit., p. 82.
(2) Leudet, *Archives génér. de médecine*, mars 1857.

respiration s'est montrée presque au début et a toujours été en augmentant jusqu'à la mort. Nous avons constaté à l'auscultation des râles sibilant et sous-crépitant à grosses bulles, mais rien à la percussion.

SYSTÈME NERVEUX. — L'intelligence n'était point pervertie. Notre malade, bien que plongée dans une prostration profonde, répondait exactement à toutes les questions qu'on lui adressait. Cependant il arrive souvent que dans la dernière période de l'empoisonnement, lorsque la maladie doit avoir une issue funeste, qu'on voit survenir du délire seul ou accompagné de convulsions, de mouvements désordonnés et de cris. Dans un cas, ces accidents ont présenté une telle intensité qu'on les a comparés à la rage. (*Orfila*, loc. cit., p. 668).

La sensibilité générale peut rester intacte, mais souvent elle est altérée ou complètement anéantie dans la totalité ou dans une partie du corps.

On a encore noté des troubles de sensibilité tactile. Dans un cas fort remarquable rapporté par M. Leudet, de Rouen (loc. cit.), la malade cessa d'avoir la sensation de la sensibilité ordinaire de la peau; elle accusa en outre une difficulté de la préhension des objets d'un petit volume, d'une épingle par exemple. Simultanément elle éprouvait un engourdissement et des fourmillements dans les membres.

On constate encore d'autres troubles nerveux, tels que céphalalgie, douleurs, fourmillements dans les membres, tintements et bourdonnements d'oreilles, dilatation des pupilles *(ut supra)*.

En résumé, dans la majorité des cas on voit l'excitation du système nerveux succéder aux symptômes d'irritation locale et être remplacée par un affaiblissement

progressif qui s'accroit jusqu'à la mort. L'affaiblissement des forces se prononce quelquefois immédiatement
après les symptômes d'irritation locale, comme dans
l'observation ci-dessus, pour aboutir à l'état de résolution complète qui caractérise le coma.

L'état comateux, ou l'oppression nerveuse, est en
général le phénomène qui précède et accompagne la
terminaison de la vie.

Nous n'avons point observé d'excitation du côté des
organes de la génération. La présence du phosphore
dans l'économie et ses propriétés aphrodisiaques bien
connues, ont fait croire à tort que le phosphore agissait
toujours comme excitant des organes génito-urinaires;
cette substance n'agit en général sur ces organes que
lorsqu'elle a été administrée à faibles doses.

Sécrétions.—Les sécrétions n'ont rien offert de particulier à noter. Les urines étaient rouges, rares, sans odeur
particulière et nullement phosphorescentes, comme cela
est arrivé quelquefois dans plusieurs cas d'empoisonnement consignés dans les auteurs.

Quant à l'habitude extérieure du corps, je ne puis
mieux comparer la femme Lecus qu'à une cholérique
dans la période algide.

L'autopsie n'ayant point été pratiquée, nous ne dirons
rien de l'anatomie pathologique. Nous avons publié ce
fait uniquement à cause de l'intérêt qu'il nous a paru
présenter au point de vue de ses détails cliniques.

Traitement. — Il n'en est point ici comme de certains
poisons irritants qu'on attaque directement en les dé-
naturant ou en les neutralisant. Le phosphore n'a point
d'antidote connu; cependant on a conseillé de suspendre

ou de dissoudre dans l'eau de la magnésie, du savon ou un carbonate alcalin, dans le but de neutraliser les acides résultant de l'acidification du phosphore. Ces moyens ne sont pas à négliger, mais il faut surtout au début provoquer sans retard l'expulsion du poison par la bouche en facilitant les vomissements par la titillation de la luette et en administrant des boissons mucilagineuses. Si les vomissements étaient nuls et trop lents à se manifester, il faudrait administrer un vomitif. Ce traitement doit être continué jusqu'à ce que les caractères physiques et chimiques des matières vomies ne présentent plus de traces de phosphore.

Il faut ensuite combattre les effets locaux ou éloignés. Les symptômes observés chez la femme Lecus étant ceux de l'état hyposthénique, nous avons eu recours aux toniques, aux stimulants et aux révulsifs cutanés, après avoir employé d'abord, mais avec une grande modération, les antiphlogistiques locaux. Au reste, le phosphore est un poison très-actif et dont les effets, une fois développés, sont très-difficiles à arrêter.

CONCLUSIONS.

Le phosphore blanc employé dans la fabrication des allumettes chimiques étant reconnu pour l'agent toxique qui détermine le plus grand nombre d'empoisonnements criminels et accidentels, nous devons faire des vœux pour que la vente d'une substance aussi dangereuse, placée à la portée de tous les individus de toutes les classes, soit soumise aux mêmes formalités que l'arsenic (voir la note de la page 650) De plus, il est à désirer, tant que sera toléré l'emploi du phosphore blanc, qu'on impose à tous les fabricants d'allumettes chimiques l'obligation d'introduire dans la pâte phosphorée soit un corps amer (coloquinte ou aloès), soit un vomitif (tartre stibié). Ces moyens, déjà proposés par MM. Che-Chevalier et Causse d'Albi, préviendraient sans aucun doute bien des accidents.

D'un autre côté, l'autorité pourrait arriver facilement à restreindre considérablement l'usage des allumettes au phosphore *blanc* et à vulgariser de suite l'emploi des allumettes au phosphore *rouge* ou amorphe, en frappant les allumettes chimiques au phosphore *blanc* d'un impôt, de manière à en rendre la vente plus onéreuse et partant plus difficile (1).

Enfin, nous le répétons en terminant, la substitution du phosphore rouge ou amorphe au phosphore blanc dans la fabrication des allumettes chimiques, est une importante question qui intéresse à la fois l'hygiène de certaines industries, la sécurité et la santé des populations; et ce sera aussi un véritable bienfait lorsque M. le Ministre interdira définitivement l'emploi du phosphore ordinaire dans la fabrication des allumettes chimiques.

(1) En Russie, par suite d'un arrêté du conseiller d'État Boutowski, les allumettes préparées au phosphore blanc sont imposées. C'est une mesure générale appliquée au débit de tous les *mauvais* produits remplacés dans l'industrie par des méthodes perfectionnées et exemptes de tout danger.

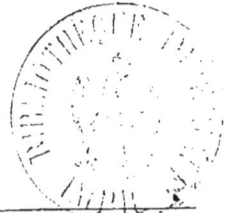

Abbeville, typ. P. Briez.